Ben Cornelis

OVERWEG MET KANKER

Overweg met kanker

Tweede druk, augustus 2010.

Eerste druk, augustus 2009.

Druk: Lulu.com

ISBN: 978-1-4461-2891-6

Auteur: Ben Cornelis

Uitgever: Ben Cornelis

Contact: knilliske@hotmail.com

Opgedragen aan Bert van Hinte.

INHOUDSOPGAVE

VOORWOORD

In 2000 kreeg ik te horen, dat ik kraakbeenkanker had in mijn linkerheup. Deze 'overweg met kanker' heeft mijn leven definitief veranderd. Ik ben er positiever en sterker uitgekomen, ondanks de amputatie van mijn linkerbeen. Regelmatig vragen mensen me hoe ik met deze ziekte omgegaan ben. Op 3 april 2009 heb ik mijn eerste lezing gegeven over dit onderwerp in mijn mooie woonplaats Westerhoven. Dit bleek voor velen een bron van inspiratie en hoop te zijn. Op verzoek van een aantal mensen in mijn omgeving heb ik daarop besloten om mijn persoonlijke verhaal in boekvorm beschikbaar te stellen voor een groter publiek. Het heeft mij geholpen om mijn ervaringen en visies nog scherper te krijgen en toe te passen, want iets uitleggen aan anderen is de beste manier om iets te leren. Ik wil iedereen, die op mijn pad gekomen is hartelijk danken, voor de steun, het luisterend oor en de wijze lessen en inzichten, bedoeld of onbedoeld. In het bijzonder wil ik Gemma, mijn vrouw, bedanken voor haar onvoorwaardelijke liefdevolle steun in mijn ontwikkeling in een niet altijd gemakkelijke, maar belangrijke periode in mijn en haar leven.

Ik draag dit boek graag op aan Bert van Hinte. Bert heeft mij in doen zien, dat je iets ogenschijnlijks negatiefs als kanker, positief aan kunt en moet wenden om je leven voorgoed te veranderen. Ik ben hem daar nog steeds dankbaar voor.

Ik wens jou, als lezer van dit boek, er veel plezier mee en hoop dat het inspiratie biedt voor een pad naar een gelukkiger leven.

Ben Cornelis

INLEIDING

De titel van het boek heeft voor mij een dubbele betekenis. Ten eerste was de overweg met kanker voor mij een duidelijk opstakel in mijn leven, een duidelijk signaal op een kruispunt in mijn leven. Alle seinen stonden op rood; alarmbellen klonken oorverdovend. Gelukkig was ik noch blind, noch doof. Ik besefte dat het tijd was om af te remmen en even stil te staan bij mijn manier van leven. Iets ogenschijnlijk ellendigs was aanleiding om het een positieve wending te geven. Deze manier van omgaan met kanker is de tweede betekenis van 'overweg met kanker'.

Ik wil je niet ontmoedigen, maar het doorlezen van dit boek alleen zal je niet veel verder helpen in jouw eigen persoonlijke ontwikkeling. Van alles wat men leest blijft immers maar 10% hangen. Beleven, zelf ervaren, is daarentegen een hele efficiënte manier van leren. Daarom wil ik je van harte uitnodigen en uitdagen om mijn persoonlijke verhaal en herstelprogramma niet alleen te lezen, maar ook mee te doen, te ervaren, te beleven. Het boek is volgens mij dan ook niet alleen nuttig voor mensen, die kanker hebben of hebben gehad, maar ook andere mensen die behoefte hebben om meer rust en balans in hun leven te krijgen. Het gaat er volgens mij uiteindelijk om, om echt jezelf te worden. Het leven wordt dan een stuk aangenamer.

Het boek bestaat uit twee delen. In het eerste deel beschrijf ik in chronologische volgorde mijn persoonlijke verhaal van het moment van ziek worden tot en met de revalidatie en terugkeer naar het 'dagelijks leven'. Hierbij gaat het vooral om het lichamelijk herstel, waarbij artsen en verpleegkundigen een grote rol gespeeld hebben. Ik ben hen hier nog steeds heel dankbaar voor, want zonder hun inzet had ik het niet na kunnen vertellen.

Toch was voor mij deze vorm van herstel alleen, niet bevredigend.

Voor de 'overweg met kanker' was ik niet helemaal tevreden met mijn leven. Ik was vaak in gedachten; bezig met wat ik nog allemaal moest doen. Daarbij vond ik het ook heel belangrijk wat anderen van mij vonden. Ik wilde niet in dit oude leven terugvallen, maar meer mezelf worden en in het nu leven. Ik heb er daarom bewust voor gekozen om een pad te kiezen van lichamelijke, mentale, emotionele en spirituele ontwikkeling. Die weg is niet altijd gemakkelijk, maar zeker de moeite waard. Aan de hand van eigen inzichten, boeken, informatie op internet en persoonlijke begeleiding heb ik mijn persoonlijke herstelprogramma ontwikkeld. Dat heb ik uitgebreid beschreven in deel 2 van dit boek en is naar eigen inzicht en behoefte te gebruiken voor zowel zieke als gezonde mensen.

DEEL 1

Mijn persoonlijke verhaal

PIJN

Mijn persoonlijke verhaal begin ik 11 jaar geleden, oktober 1999.
Ik voel me onrustig, ben op zoek. Naar wat? Ik weet het niet,
maar wil in ieder geval beter luisteren naar mezelf. Aan de andere
kant heb ik het gevoel gevangen te zitten, in dit leven, in vaste
patronen. Ik weet dat ik mijn leven moet veranderen, maar weet
niet hoe...

Begin november 1999 krijg ik last van mijn rug en linkerbeen.
Mijn huisarts onderzoekt me en verwijst me door naar de
fysiotherapeut. Ook ben ik begonnen met medische fitness. Toch
word ik niet echt beweeglijker en heb nog steeds veel pijn.
Verder bezoek ik een sportmasseur die ik nog van vroeger ken,
omdat dit lichamelijke wel verlichting geeft. Het is inmiddels juli
2000. Ik weeg nog maar 89 kilo, terwijl ik in oktober nog 106
woog. Nog steeds rinkelt er geen alarmbel.

Begin augustus 2000. Onze vakantie naar La Palma staat voor de
deur. Het moet een mooi wandeleiland zijn en we houden erg
van wandelen. Ik heb echter teveel last van mijn heup en spieren
en ga daarom bij mijn huisarts langs voor spierverslappers. Hij
geeft aan dat het geen goed teken is, dat er na al die tijd nog geen
verbetering in zit. Daarom wil hij het eens goed onderzoeken en
verwijst me door voor röntgenfoto's naar het ziekenhuis. Op de
foto's is niet echt iets te zien, misschien een begin van slijtage.
De vakantie op La Palma is geweldig en ik maak nog
wandelingen van ongeveer vier uur. Mijn pijn is echter nog steeds
heel heftig en bij terugkomst ga ik dan ook terug naar mijn
huisarts om dit te bespreken. Hij maakt een gezamenlijke
afspraak met de fysiotherapeut en een orthopedisch chirurg van
het ziekenhuis in Veldhoven. Bij die afspraak in september doet
hij onderzoek naar de beweeglijkheid van mijn heup en

linkerbeen en geeft gelijk aan dat het niet goed zit. Begin oktober krijg ik een MRI-scan. Voor het eerst komt in mezelf het idee op, dat het wel eens kanker zou kunnen zijn...

Op 24 oktober krijg ik de uitslag van de MRI-scan. De chirurg is erg bezorgd. Er zit een afwijking aan mijn bekken, wat kan duiden op een ontsteking of een vorm van botkanker. In mijn lies zit in ieder geval een bal ter grootte van zeven centimeter doorsnede. Het is een uitstulping vanuit mijn heupgewricht. Ik krijg de week daarop twee vervolgscans. Volgens de optekeningen in mijn dagboek ben ik nauwelijks verbaasd. Onderweg ben ik nauwelijks bij de rit, maar flitst mijn leven tot dat moment aan me voorbij. Bij thuiskomst vertel ik het Gemma, mijn vriendin. Ik vertel haar dat ik het daar erg moeilijk mee heb. Ook zij heeft het moeilijk.

Daarna volgen onderzoeken elkaar snel op. Een week later zit ik bij dokter Schreuder in het Radboud Ziekenhuis in Nijmegen. Mijn hoofd zegt dat het een ontsteking is, maar mijn gevoel niet. Dokter Schreuder is een realist en geeft aan niet aan te kunnen geven wat de kans op het een of het ander is. Binnen enkele dagen word ik opgenomen voor een biopsie. Nadat we het weefsel in handen hebben, weten we meer zegt de dokter. Het is een intensieve periode, die ik heel bewust met mijn omgeving samen doormaak.

Ik voel me heel rustig en voel geen angst. Dat is voor mezelf ook vreemd. Sinds een jaar pas ik echter Reiki toe. Reiki betekent letterlijk universele levensenergie. Het Usui Systeem van natuurlijk genezen is een natuurlijk systeem om die energie via onze handen op onszelf of anderen toe te passen. Sinds ik de eerste- en tweedegraads cursus heb gedaan in dit systeem, is mijn leven aanzienlijk veranderd. Mijn gedachten zijn veel rustiger geworden en ik heb mezelf mentaal, emotioneel en spiritueel sterk ontwikkeld. Ik ben er van overtuigd, dat ik daardoor dit lichamelijke en geestelijke proces zo kan dragen.

Op 15 november 2000 gaan Gemma en ik naar het Radboud ziekenhuis voor de uitslag van de biopsie. In mijn heup heeft zich een kwaadaardige kraakbeentumor ontwikkeld, iets wat per jaar maar bij vijf mensen in Nederland voorkomt. Op mijn vraag wat mijn kansen zijn vraagt Schreuder: 'wil je het echt weten?' Ik geef daarop aan, dat het inderdaad niet belangrijk is en ik ga voor een goede afloop. 'S Avonds bel ik mijn familie en vrienden. De dagen daarna vertel ik het nieuws aan collega's en kennissen. Elk gesprek vind ik behoorlijk zwaar, maar het draagt wel bij aan acceptatie van de situatie en innerlijke rust.

IN HET ZIEKENHUIS

Chemotherapie en bestraling hebben geen invloed op kraakbeenkanker. Snijden is dan ook de enige mogelijkheid om van deze vorm van kanker af te komen. Het plan van dokter Schreuder is om de kop en kogel van mijn linkerheup samen met de bal te verwijderen en een zadelprothese te plaatsen. In mijn been wordt dan een pen gezet, die aan de bovenkant overgaat in een V-vorm. Deze gaffel valt dan in mijn bovenbekkenvleugel wordt met een band vastgezet. Als de kanker te ver gevorderd is, moet ik vooraf kiezen wat te doen. De keuze is óf kwaliteit van leven, maar dan een zekere dood óf amputatie van mijn linkerbeen. Ik kies voor het laatste, omdat ik er van overtuigd ben dat ik met één been prima kan leven.

Op vrijdag 1 december word ik officieel opgenomen voor de operatie in het Radboud ziekenhuis in Nijmegen. Het weekend ben ik echter thuis en heb nog een verjaardagsfeest met vrienden. Dit had ik voor geen goud willen missen. Zondagavond meld ik me weer in het ziekenhuis. Ik ben rustig en vol vertrouwen.

Maandagochtend 4 december 2000 is het zover. Ik word geopereerd, maar ik moet in de voorbereidingsruimte voor de OK nog een uur wachten, omdat er geen Intensive Care bed voorhanden is. Dat is immers met zo'n zware operatie wel nodig. Dan is het zover. De operatie duurt 8 uur, maar verloopt goed. Ik verlies zo'n 10 liter bloed , maar dat wordt keurig gefilterd en weer terug in mij lichaam gepompt. Zowel lichamelijk als geestelijk lijkt het me topsport om de aandacht er zo lang bij te houden.

Dinsdagmiddag kom ik bij op de Intensive Care en ben redelijk helder. Gemma staat aan mijn bed. Ik wil wat zeggen, maar heb nog zo'n geribbelde slang in mijn keel. 'Zal ik de slang er uithalen', vraagt de verpleegkundige. Ik gebaar bevestigend. Daarna doe ik wat ik me vooraf voorgenomen heb: ik vraag Gemma ten huwelijk, een intiem moment in een vreemde situatie waar ik nog vaak aan terugdenk. Daarna vraag ik haar moeder of die dit ook goed vindt en ze zegt: 'ja natuurlijk, gek.' Daarna slaap ik weer snel in. 'S Middags ben ik weer terug op de zaal, maar ben snel moe en slaap daarom veel.

Woensdag heb ik veel last van de morfine en vraag om de toediening stop te zetten. Dat gebeurt en daarna gaat het een stuk beter. Ook krijg ik nog extra bloed bij. Ik behandel mezelf veel met Reiki. Donderdagochtend wordt ook de rest van de pijnstilling stopgezet. Ik voel me helder, maar slapen gaat met ups en downs, omdat ik nog op mijn rug moet slapen en dit niet gewend ben. Een slaappil biedt uitkomst. Vrijdag heb ik een slechte dag. Mijn ontlasting komt niet op gang; alles is verstopt, door het liggen en de morfine van eerder deze week. Een clisma zorgt voor de gewenste verlichting. Alle slangen en infusen zijn inmiddels ook verwijderd. Ik kan met een goed gevoel het weekend in. Ik voel me dan gelukkig en dankbaar. Op zaterdagavond kijken we als zaalgenoten samen naar de komische film Cool Runnings onder het genot van een biertje.

De week daarop wordt de beweging van mijn wond gestimuleerd met de zogenoemde Kinetic. Ik moet nog steeds plat liggen en heb daardoor nog steeds problemen met mijn buik en ontlasting. De ontlasting moet ik bovendien gewoon op een matje in bed laten lopen, omdat ik niet op een po kan liggen met de wond. Dit voelt heel mensonterend. Verder heb ik een fikse blaasontsteking opgelopen met verstopping van de urinewegen, waardoor ik om de paar uur steeds opnieuw gekatheteriseerd moet worden, iets wat allesbehalve prettig is.

Op woensdag 20 december sta ik voor het eerst na mijn operatie en zit ik even in een rolstoel. Het is wat onwennig en ik zit heel schuin, maar toch ben ik blij, dat ik letterlijk en figuurlijk na ruim twee weken liggen, deze stap kan maken al ben ik nu duidelijk verzwakt door de blaasontsteking en antibiotica. De eerder met de artsen besproken optie om met Kerst thuis te zijn voelt niet reëel. Ik leg me hier dan ook maar bij neer. Eerste kerstdag eet ik met Gemma en andere patiënten samen op de gang. Het is een gezellige en bijzondere Kerst.

Inmiddels loop ik in het loopbad via een brug met liggers. Mijn spieren winnen snel aan kracht. Ik heb nog wel last van de blaasontsteking, maar ik kan mezelf katheteriseren als dat nodig zou zijn. Verblijf in het ziekenhuis heeft voor mezelf geen meerwaarde meer. Op zaterdag 30 december 2000 ga ik naar huis.

WEER THUIS

De thuiskomst vanuit het ziekenhuis valt mee. Het is fijn weer in mijn eigen omgeving te zijn. Mijn blaasontsteking is ongeveer tegelijkertijd voorbij. Ik geniet van al het bezoek, dat ik ontvang en kan echt van het moment zelf genieten. Ik ben me er bewust van dat ik nu zelf verder moet herstellen. Het technische deel is verzorgd in het ziekenhuis en ik ben de medische staf daar ontzettend dankbaar voor. Met het vervolg kunnen zij me niet helpen, maar dit deel is minstens zo belangrijk om mijn immuunsysteem opnieuw op te bouwen.

Ik werk in de maanden daarna intensief aan mijn lichamelijke, mentale, emotionele en spirituele ontwikkeling. Ik gebruik daarbij een mix van bestaande onderzoeksgegevens, herstelprogramma's, boeken en laat me daarbij vooral ook leiden door eigen inzichten en voorkeuren. Op 19 februari 2001 ben ik voor het eerst weer op het werk. Eind maart werk ik weer halve dagen. Het voelt goed om weer aan de slag te zijn. Inmiddels wijzen onderzoeken uit, dat nagenoeg alles verwijderd is. Bekend is, dat een klein restant van mijn kanker aan de hoofdzenuw van mijn linkerbeen is blijven zitten. Hieraan is een 'nietje' vastgehecht, zodat de ontwikkeling goed gevolgd kan worden via MRI-scans. Dit restant is blijven zitten, omdat het niet verwijderd kan worden zonder beschadiging van de hoofdzenuw. 'Het is als het verwijderen van een appel, waar een staalkabel doorheen loopt, met een mes' legt dokter Schreuder uit als metafoor. Tot amputeren kan alsnog besloten worden, in het geval dat het nodig mocht zijn. Ik voel me evenwichtig en geniet elke dag dat ik er nog ben. Mijn kwaliteit van leven is beter dan ooit tevoren.

Ik ben volop bezig met lopen, fitness en zwemmen. Daarnaast lees ik veel, rust, mediteer en behandel mezelf elke dag met Reiki. Op 26 april 2001 glij ik op de tegels in het zwembad uit. Ik merk niets aparts. Dit moest een keer gebeuren om meer vertrouwen te krijgen. Begin mei blijkt echter uit röntgenfoto's van mijn bekken, dat mijn bovenbekkenvleugel afgebroken is en de zadelprothese dus nergens meer op steunt. Aangezien ik er geen last van heb besluit ik in overleg met dokter Schreuder om het zo even te laten. De beperking van de hoek van mijn lichaam ten opzichte van mijn been is ook weg. Dat maakt dat ik extra kan genieten van het lange weekend in onze favoriete vakantieplaats aan zee: Zoutelande. Korte afstanden overbrug ik met krukken, de lange word ik geduwd in een rolstoel. Het accepteren van mijn beperking valt me mee. Het aangewezen zijn op hulp van anderen en bereid zijn dit te ontvangen is echter heel lastig voor me.

In de zomer van 2001 geniet ik van het heerlijke weer. Ik loop nog steeds met krukken. In mijn bekken wordt nieuw bot aangemaakt. Alles is stabiel en ik heb sinds mijn operatie geen pijn meer gehad. We gaan met onze hond naar Clervaux in Luxemburg op vakantie. Het wandelen gaat wel goed, maar het blijft opletten met het afgebroken stuk bekkenvleugel en de zadelprothese los in mijn bekken. Het bovenstuk van de prothese schuurt namelijk bij elke loopbeweging tegen de huid en daardoor ontstaat een soort continue wondvochtophoping. Op advies van dokter Schreuder wordt dan ook in december van dat jaar, zowel het stuk bot als het zadeldeel van de prothese operatief verwijderd. Vanaf dat moment loop ik met een zogenaamde 'flail hip', een loszittende heup en krukken natuurlijk.

Ik blijf periodiek onder controle. Elke drie maanden wordt een MRI-scan van mijn bekken en een Thorax, een röntgenfoto van de longen, gemaakt. Bekeken wordt dan of bij het 'nietje' groei van kankerweefsel te zien is. De longfoto moet uitwijzen of vóór de operatie al geen uitzaaiing heeft plaatsgevonden. Kraakbeen bevindt zich over het algemeen niet in de directe omgeving van bloedvaten. Toch kan het zijn, dat mijn restant tumor zich zo ontwikkeld heeft, dat het wel tegen bloedbanen aan ligt en kankercellen zo opgenomen worden in het bloed. Als dat het geval is, zullen ze zich afzetten in mijn longen. Aangezien snijden de enige remedie is tegen kraakbeenkanker, is de overlevingskans dan heel klein.

Het onderzoek wordt een routineklus voor me, maar de uitslag ophalen blijft spannend. Na afloop merk ik nog steeds de opluchting en ontspanning. Net voor de Kerst in 2002 is weer zo'n dag van de uitslag. De foto van mijn longen is goed, maar de MRI-scan wijst uit, dat mijn restant aan kanker duidelijk aan het groeien is. Dokter Schreuder heeft het er ogenschijnlijk ook moeilijk mee, maar moet adviseren om alsnog mijn been te amputeren. Er is geen spoed bij, omdat het langzaam groeit en ver van bloedbanen af ligt. Daardoor is de kans op uitzaaiingen nog minimaal. We prikken 20 januari 2003 als datum voor de amputatie. Ook nu vind ik het weer aangrijpend om familie, vrienden en collega's slecht nieuws te brengen. Gemma en ik gebruiken de Kerstvakantie om ons even op onszelf terug te trekken, het onvermijdelijke te aanvaarden en te ontspannen.

AMPUTATIE

Voor de tweede keer moet ik datgene wat elke dag zo belangrijk lijkt, mijn werk, vrijwel meteen uit mijn handen laten vallen. Gelukkig heb ik fijne collega's en een netwerk, zodat het goed overgedragen en overgenomen kan worden. De periode in het ziekenhuis zal immers deze keer korter zijn, maar de revalidatieperiode langer. De wond zal groter zijn en moeten herstellen. Verder krijg ik een prothese aangemeten, waar ik opnieuw mee moet leren lopen. De kans dat ik dat uiteindelijk zonder krukken zal kunnen is minimaal.

Informatie en tips zijn te vinden op de website beenamputatie.nl. Ik probeer me zo goed mogelijk voor te bereiden op de amputatie. Lichamelijk voel ik me fit, maar blijf zo lang mogelijk doorsporten en doe evenwichtsoefeningen op één been. Ik probeer te visualiseren hoe een leven zonder been er uit ziet, wat ik daarna nog wil en kan. Dat is best veel. Achteraf zal blijken, dat het uiteindelijk nog meer is, dan ik toen voor mogelijk hield. Die periode leer ik wellicht de belangrijkste les in mijn leven: denk in mogelijkheden in plaats van in beperkingen!

Emotioneel voel ik me stabiel. Ik denk veel na over leven en dood. Ik zie het afgeven van mijn been ook als een stervensproces. Ik leer te sterven en op de een of andere manier geeft dat me rust en een dankbaar gevoel. Ik neem dagelijks een keer heel bewust afscheid van mijn been en bedank het voor de bewezen diensten. Het mag gaan en is goed zo. De zin van gebeurtenissen in het leven is vaak op het moment zelf zo ondoorgrondelijk. Het kunnen aanvaarden en loslaten is dan een groot geschenk. Ik voel me dan ook rijk, dat me dit moeiteloos lukt. Het is een van de of misschien wel de meest waardevolle periode van persoonlijke ontwikkeling in mijn leven. Zowel lichamelijk, mentaal, emotioneel als spiritueel is er zoveel gebeurd. Het is nauwelijks te beschrijven. Alle dingen die ik meegemaakt heb, moeilijke, fijne, maar ook eerder schijnbaar onbelangrijke dingen lijken te passen in een film, die tot een ontknoping komt. Ik ben de regisseur nog dagelijks dankbaar, dat het daarna nog tot een vervolg mocht komen.

Het ritueel van een operatie is mij inmiddels wel bekend. Gezien mijn eerdere slechte ervaring met morfine, geef ik aan dit nu niet te willen. Er is immers nog een tweede stof die via de pomp en slang in mij rug voor pijnstilling zorgt. Ik word geadviseerd om toch te opteren voor morfine, maar ik ben er kennelijk zo duidelijk in, dat het verzet snel staakt. 'We spuiten wel bij als het nodig mocht zijn'. Ik ga maandag 20 januari 2003 onder het mes en de klus is na vijf uur gepiept. De linker bekkenbotstructuur is in zijn geheel verwijderd, inclusief een deel van het linker zitbeen. Wederom is door de chirurgen knap werk geleverd. De dag erna kom ik bij op de Intensive Care. Omdat ik twee keer overgeef, blijf ik er nog even liggen.

Eenmaal weer op de zaal eet ik vooral vloeibaar, gezien mijn eerdere slechte ervaringen met het opstarten van mijn verteringsproces. Deze keer heb ik gelukkig geen last van complicaties. Het weerzien met de verpleging voelt heel vertrouwd en als een warm bad. 'S Woensdags word ik gevraagd naar eventuele pijn. Ik voel niets en in overleg wordt 's middags de pijnstilling afgekoppeld. 'S Avonds voel ik pijn opkomen en begin mezelf te behandelen met Reiki, zoals ik overigens dagelijks doe. In het begin lijkt de pijn niet te houden, maar na een kwartier voel ik een warme gloed in mijn hele lichaam opkomen en is de pijn verdwenen. Daarna heb ik geen pijn meer gehad.

Op donderdag wordt het drukverband losgeknipt en zie ik voor het eerst de wond. Zowel voor Gemma als voor mij was dit wel een spannend moment. Het valt me erg mee. Ook het urinekatheter wordt verwijderd. Ook dit is gezien mijn eerdere ervaring met de blaasontsteking en urinebuisverstopping best spannend. Deze keer heb ik echter geen probleem. In het weekend worden de drains en het infuus verwijderd. 'S maandags mag ik onder begeleiding van de fysiotherapeut op de rand van het bed zitten en met een looprek staan en proberen te lopen. Ik sta en heb wonderwel geen last van evenwichtsstoornis: het is alsof ik niet anders gewend ben. Ook voel ik me heel licht. Niet vreemd, want ik ben tussen zo'n 15 kilogram lichter. Na 15 dagen ziekenhuis ga ik lopend met krukken het ziekenhuis uit, net nadat de ongeveer 100 hechtingen uit mijn lichaam verwijderd zijn.

REVALIDATIE

Na mijn eerste operatie ben ik met de ambulance naar huis vervoerd. Ik had toen last van complicaties, liep en zat moeilijk. Het contrast met deze thuiskomst is groot. Ik ben met een gewone auto vervoerd, kan goed lopen en redelijk gemakkelijk zitten, al houdt het na twee uur achtereen nog wel op. Overigens blijft langdurig zitten voor mij, ook later, een probleem.

In het ziekenhuis zijn al afspraken gemaakt voor mijn revalidatieprogramma op Revalidatiecentrum Blixembosch in Eindhoven. Ook daar word ik goed begeleid. Ik krijg allerlei onderzoeken en testen om te bekijken hoe ik zit en welke hulpmiddelen ik in het dagelijks leven nodig zal hebben. Ik kan volstaan met een Tempur-med kussen. Dat zorgt ervoor dat ik wat langer zonder pijn kan zitten. Ook wordt via Blixembosch ergotherapeutische en psycho-sociale hulp aangeboden, maar we zijn het snel eens, dat dit niet nodig is. Wel heb ik om de paar maanden een voortgangsgesprek met een orthopedisch arts.

Het Centraal Bureau Rijvaardigheidbewijzen heeft ook spreekuur op Blixembosch. Het noodgedwongen laten intrekken van mijn motorrijbewijs is wel even moeilijk voor me, omdat ik daar zoveel mooie herinneringen aan had. Het motorrijden geeft nu eenmaal een vrij gevoel, dat met weinig andere activiteiten te vergelijken is. De man van het CBR weegt nog even af of ik een rijtest moet ondergaan voordat ik weer mag autorijden. Als ik hem aanbied, dat hij wel even met me mee mag rijden, omdat ik met de auto daar heen gereden ben, moet hij lachen. Hij gelooft het wel.

Na een paar maanden wordt een prothese op maat gemaakt. Het is een duur apparaat van ca. 10.000 euro. Het is een korf, die met riemen om mijn romp vastgegespt wordt. Het linkerbeen bestaat boven uit een scharnier, een kniegewricht dat op slot gezet en van slot gehaald kan worden en een enkelgewricht. Op dat moment bekent de fysiotherapeute, dat ze nog nooit iemand met mijn amputatie zonder krukken op deze prothese heeft zien lopen. Ze vertelt het om geen valse verwachtingen te wekken. Ik laat alle verwachtingen los en wil kijken hoe ver ik kom. Na twee weken loop ik ongeveer tien meter op de prothese zonder krukken. Het kost echter heel veel energie en heeft meer weg van een circusact, dan van lopen. Ik ga tot de vakantie in augustus 2003 door met dagelijks oefenen en breng drie keer per week een bezoek aan Blixembosch voor lopen met prothese onder begeleiding. Ook zwem ik bij Blixembosch en rij een paar keer op een handbike, een handaangedreven ligfiets met drie wielen. Later krijg ik zelf ook zo'n handbike, zodat ik alleen of samen met Gemma en vrienden kan gaan fietsen.

Begin augustus heb ik mijn maximum qua lopen met de prothese volgens mij bereikt. De fysiotherapeute is het met me eens. Ik loop maximaal zo'n 200 meter aan afstand met één kruk. Het kost dan echter veel energie en zweetdruppels. Lopen met twee krukken en prothese gaat iets beter, maar is zeker geen genoegen. Ik besluit dan om te accepteren, dat dit het is en ik gemakkelijker, sneller en met minder moeite loop zonder prothese. Ook het zitten, bezoeken van een toilet en trapklimmen is lastiger met prothese. Ik schaam me bovendien niet voor mijn handicap en dus ook niet om die te tonen. Ik besluit dan om voortaan zonder prothese te lopen. Mijn lichaam ontwikkelt zich snel. Op onze jaarlijkse vakanties in Oostenrijk loop ik in het begin zo'n vijf kilometer per dag en na twee weken zo'n 12 kilometer. In juni 2009 liep ik tijdens de Samenloop voor Hoop, een estafetteloop voor KWF-kankerbestrijding, op één dag 30 kilometer. Dat kostte wel de nodige training, spierpijn en is volgens mij ook wel mijn max. Het is maar om aan te geven, dat ik qua afstand wandelen eigenlijk geen beperkingen ken.

In augustus 2003 gaan we samen op vakantie in Oostenrijk en sluiten zo samen de periode van revalidatie af. In september ga ik op therapeutische basis weer aan het werk bij mijn werkgever, het Samenwerkingsverband Regio Eindhoven. Ik beging met twee uur per dag en bouw dit op naar zo'n vijf uur per dag. Dat blijkt teveel, omdat ik dan teveel last krijg van oververmoeidheid, rugklachten en ontstekingen in de buurt van mijn zitbeen. Ik probeer het daarna ook nog verschillende keren om de werkduur verder uit te bouwen. Uiteindelijk blijkt dat structureel vier uur per dag werken het maximaal haalbare voor me is.

Ik heb het er jarenlang moeilijk mee, dat ik net na het middaguur 'al' naar huis moet gaan. Ik voel me schuldig, vooral tegenover collega's. Niet dat die er ooit opmerkingen over maken en ook niet dat zij mijn werk erbij moeten doen. Het is dus een probleem, dat alleen voor mijzelf bestaat. Ik voel me toch op de een of andere manier minder waard. Aan de andere kant weet ik ook, dat ik het maximale aan werk verricht wat ik nog met deze lichamelijke beperking kan doen.

Een soortgelijk probleem heb ik met het vragen van hulp aan anderen voor dingen, die ik zelf niet meer kan. Dat begon al in het ziekenhuis. Ik had er moeite mee om de verpleging te bellen, om dingen voor me te doen. Daarna is dat doorgegaan, dus ook thuis bijvoorbeeld. Anderen bieden vaak hulp aan, maar er is toch een virtuele drempel. De oorzaak ligt in mijn ego en angst om afhankelijk te zijn van mijn omgeving en de wereld als eenheid te zien, waarin we allemaal ons steentje bijdragen. Inmiddels lukt het vrij aardig, maar soms kost het me nog steeds moeite om hulp te vragen en aanvaarden.

OVERWEG MET KANKER

Na fysiek herstel van kanker is goed te leven, voor mij
persoonlijk zelfs beter dan daarvoor. Ik had daarvoor altijd het
idee dat ik van alles moest en nooit in het moment zelf leefde.
Ook toen deed ik veel voor mijn omgeving, maar niet altijd uit
onvoorwaardelijke liefde. Vaak zocht ik bevestiging om aardig
gevonden te worden. Ook wilde ik beter zijn dan een ander.
Goed was nooit goed genoeg. Ik was vaak keihard voor mezelf,
omdat ik mezelf niet genoeg waardeerde.

Ik leef nu veel bewuster en ook eerlijker naar mezelf en anderen
toe. Net als ieder ander val ik nog wel eens terug in oude
patronen, maar ik kan steeds sneller schakelen. De dreiging van
de dood heeft daar wel zeker iets positiefs aan bijgedragen. Ieder
mens weet dat hij een keer sterft, maar in het dagelijks leven lijkt
het ver weg. Door mijn kanker is de eindigheid en
betrekkelijkheid van het leven pas echt bij me doorgedrongen. Ik
kon er eenvoudigweg niet meer omheen. Ik heb een herkansing
gekregen om anders te gaan leven, om echt mezelf te worden en
die kans neem ik heel graag met beide handen aan.

Ik vind het belangrijk om mijn lichaam en geest in conditie te
houden. Ik voel me er goed bij. Wetenschappers zijn het er ook
over eens, dat dit bijdraagt aan herstel van het immuunsysteem.
Zo wandel ik veel, handbike, fitness, heb mijn duikbrevet gehaald
en heb twee keer geskied. Het voelt goed en het is gezond om te
bewegen. Verder eet en drink ik veel bewuster, meer groenten,
minder vet, minder vlees en minder alcohol. Ik vind het ook leuk
om zelf te koken en daarbij te experimenteren.

Ik probeer stress te voorkomen, momenten van rust, meditatie,
Reiki en andere vormen van ontspanning in mijn dagelijks leven

in te bouwen, omdat die bijdragen aan mijn gezondheid en welbevinden. Reiki neemt in dit rijtje een bijzondere plaats in. Ik ken geen methode, die zo eenvoudig te leren en toe te passen is en zoveel heling oplevert.

Me inzetten voor anderen en de omgeving is iets wat ik ook graag doe en ook dat levert me energie op. Contact en delen van informatie mijn lotgenoten, met kanker of een amputatie, hoort daar als bijna vanzelfsprekend bij. Als (ex)kankerpatiënt kun je ook heel veel hebben aan informatie en contact met lotgenoten. Vaak spelen bij (ex)kankerpatiënten dezelfde thema's en zitten we dus al snel op dezelfde golflengte. Ik herken veel en daarom blijft het leerzaam, telkens weer.

LOTGENOTENCONTACT

Toen ik kanker kreeg, dacht ik er niet gelijk aan om informatie in te winnen of contact te zoeken met lotgenoten. Deels komt dit omdat ik een zeldzame vorm van kanker had en informatie over de amputatie beperkt op schrift voorhanden was. Deels ook omdat ik een zekere schroom had om (ex)kankerpatiënten lastig te vallen met mijn vragen en twijfel. Toch is het prettig als een ervaringsdeskundige 'nieuwe' patiënten wat wegwijs kan maken en je het pad niet alleen hoeft te bewandelen. De weg is immers al moeilijk genoeg. Er zijn tal van mogelijkheden om informatie van lotgenoten te verkrijgen of contact te krijgen.

Ik maakte in het ziekenhuis al contact met een zaalgenoot,uit de streek, die precies dezelfde amputatie en ook nog om dezelfde reden onderging. Met hem heb ik daarna nog een tijd lief en leed gedeeld, tot hij overleed. Het ziekenhuis stimuleert lotgenotencontact, als daar behoefte aan is. Zelf word ik via het ziekenhuis af en toe benaderd om lotgenoten daar te bezoeken om informatie te geven en hen zo een hart onder de riem te steken. Het geeft immers hoop als iemand met een zelfde ziekte en amputatie vrolijk binnengehuppeld komt. Ook contact met oud-patiënten is dus een welkome vorm van contact.

Een verpleegkundige van het Radboud ziekenhuis heeft een patiënten informatiefolder gemaakt over hemipelvectomie, oftewel volledige beenamputatie. Hier hebben verschillende oud-patiënten, waaronder ikzelf, graag aan meegewerkt. Het geeft nieuwe patiënten veel informatie, die vroeger ontbrak. Ook heeft bijvoorbeeld KWF-kankerbestrijding hele nuttige praktische folders over allerlei onderwerpen, waar lotgenoten aan meegewerkt hebben.

Er zijn allerlei mogelijkheden om individueel of in groepsverband in overleg te treden met lotgenoten. Dat kan via artsen, patiëntenverenigingen, inloophuizen, websites, webforums, per e-mail enzovoort. Ik heb zelf veel gehad aan de website www.beenamputatie.nl.

Tegenwoordig worden veel evenementen georganiseerd, gericht op geldinzameling voor kankerbestrijding. Daar kun je ook lotgenoten ontmoeten. Bovendien kun je een positieve bijdrage leveren aan de bestrijding van de ziekte. Mensen worden steeds ouder en steeds meer mensen krijgen daardoor deze ziekte. Relatief steeds meer mensen overleven echter ook de ziekte, onder andere door onderzoek en betere diagnose- en behandelmethodes. Daar is veel geld voor nodig. Deze evenementen dragen daar toe bij. Maar het is niet alleen het geld, dat belangrijk is.

Ik heb in 2008 meegedaan aan een duikmarathon in Den Bosch voor Kika en in juni 2009 aan een wandelmarathon voor KWF-kankerbestrijding in Veldhoven. Iedereen kent in zijn omgeving wel iemand, die kanker heeft of heeft gehad. Vaak zelfs met dodelijke afloop. Deelnemers aan de evenementen doen dat dan ook vaak niet alleen om iets bij te dragen aan een goed doel, maar ook uit persoonlijke betrokkenheid bij de ziekte. Er ontstaat dan ook een heel hecht groepsgevoel. Als (ex)kankerpatiënt voelde ik me tijdens zo'n evenement dan ook extra gesteund en persoonlijk geraakt. De ontmoetingen met lotgenoten vind ik heel bijzonder, omdat iedere (ex)kankerpatiënt zijn eigen verhaal graag deelt met iemand, die zichzelf daarin herkent.

DEEL 2

Mijn persoonlijke herstelprogramma

VISIE OP HERSTEL

In deel twee van dit boek ga ik verder in op de negen activiteiten, die voor mij essentieel waren om de overweg met kanker te kunnen nemen: mijn persoonlijke herstelprogramma. Ik wil vooraf duidelijk aangeven, dat ik geen arts ben en ook geen wetenschapper. Ik kan dus niet analyseren, noch verklaren waarom mijn persoonlijke herstelprogramma voor mij gewerkt heeft. En zelfs dat kan ik niet objectief vaststellen. Ik weet immers niet hoe het anders met me afgelopen zou zijn. Ik kan dus ook niet beloven, dat het voor een ander zal werken. Achteraf terugkijkend kan ik alleen maar stellen, dat ik me nu veel beter voel en gezonder leef. Dat is op zichzelf al winst.

Mijn persoonlijke herstelprogramma is natuurlijk niet helemaal uit de lucht komen vallen. Het is gebaseerd op mijn persoonlijke visie op het leven, op ziekte en herstel. Het bestaat uit negen elementen die het menselijke afweersysteem herstellen en versterken.

Als baby wordt je open en naakt geboren: open, ontvankelijk en bewust van de aanwezigheid van liefde, geen angst, geen ego... Door je ouders en omgeving wordt je letterlijk en figuurlijk ingewikkeld in een (s)luier, uit goede bedoelingen en zorg. Alles wordt ook ingewikkeld. We krijgen normen en waarden aangeleerd en gaan sociaal wenselijk gedrag vertonen. Op een gegeven moment zijn we niet meer onszelf en voelen ons een vreemde in ons eigen lichaam: 'ik zit niet lekker in mijn vel'. We verlangen er naar weer volledig onszelf te zijn, net zoals toen we nog een baby waren. Als we niet luisteren naar die roep van ons innerlijke kind, worden we letterlijk ziek. Herstel staat voor mij dan ook gelijk aan ont-wikkel-en, het weer naakt worden, mijn hart openstellen, mezelf kwetsbaar opstellen, mijn angst en ego loslaten, me laten voeden, kortom stoppen anders te zijn, spreken en handelen dan wie ik echt bent. Dat is eerlijker en beter voor mezelf en uiteindelijk ook voor anderen. Eigenlijk is mijn persoonlijke herstelprogramma dus mijn persoonlijke ontwikkelprogramma.

Wanneer ben je volledig vrij van ziekte, helemaal lekker in je vel, volledig jezelf, helemaal klaar? Er zijn waarschijnlijk veel mensen, die in dit leven nooit zover komen. Er zijn misschien een paar mensen, die deze staat van heling of verlichting bereiken en nooit meer terugvallen in angst en ego. Dit te bereiken is maar voor weinigen of niemand weggelegd. Veel mensen zijn op zoek naar iets, iemand, een methode of religie om die staat van heling, verlichting of gelukzaligheid te bereiken. Steeds meer mensen zullen die staat op enig moment dan ook wel daadwerkelijk bereiken, maar vervolgens weer terugvallen, omdat angst en ego steeds op de loer liggen. Eenmaal bekend wat dat geweldige gevoel is en eenmaal bewust van onze terugvallende 'staat', gaat het ons steeds gemakkelijker af om te schakelen richting die staat van volledig onszelf zijn. Voor mezelf is dit steeds weer de uitdaging in mijn leven: mezelf zijn. Mijn persoonlijke ontwikkelprogramma heeft mij na kanker zover geleid, dat het schakelen naar mijn echte zelf me steeds gemakkelijker af gaat. Kanker was voor mij het startsignaal om aan de slag te gaan…

1. MAAK ER HET BESTE VAN

In het ziekenhuis werken goed opgeleide artsen, verpleegkundigen en anderen enthousiast samen om je er fysiek lichamelijk zo snel mogelijk weer bovenop te helpen. Daarnaast en daarna moet je het echt zelf doen. Je hebt zelf de keuze of en hoe je je eigen herstel wilt aanpakken, maar je moet het zelf doen en het gaat niet vanzelf. Het kost soms letterlijk, bloed, zweet en tranen! Het resultaat om echt vrij van je ziekte te raken is zeer de moeite waard. De kwaliteit en waarschijnlijk ook lengte van je leven wordt een stuk beter.

Als je beter in je vel zit heeft dat onmiskenbaar een positieve invloed op je immuunsysteem. Dat helpt terugkeer van kanker, maar dat geldt ook voor andere ziektes, te voorkomen. Daar is mijn persoonlijke herstelprogramma op gebaseerd. Voor mezelf heeft het zeker gewerkt. Dit programma is niet uit de lucht gegrepen. Het is een samenraapsel van onder andere door artsen, therapeuten, wetenschappers en persoonlijke begeleiders ontwikkelde programma's en technieken. Ik heb het naar eigen inzicht geïnterpreteerd en gebruikt.

Ik heb dit programma samengesteld voor mijn eigen herstel van kanker. Ik heb het hier en nu, vele jaren later, opgeschreven voor kankerpatiënten, maar ook voor patiënten met andere ziekten en gezonde mensen. Voor mezelf is het nog steeds een dagelijks bruikbaar en waardevol programma. Je kunt elementen uit mijn persoonlijke herstelprogramma naar believen gebruiken, achterwege laten of andere toe te voegen. Het zal voor menigeen interessant, herkenbaar, vertrouwd aanvoelen en opgepakt worden en het zal anderen minder aanspreken.

Het staat je vrij om, bijvoorbeeld na terugkeer uit het ziekenhuis, niets aan het vervolg van je fysiek lichamelijk herstel te doen. Ik raad je dan toch aan om het programma eens helemaal door te nemen. Het is uiteindelijk jouw leven, je wordt niet gehersenspoeld, je maakt je eigen keuzes, maar je bent je in ieder geval na het lezen bewust wat je laat liggen of wat je oppakt. Het is je eigen verantwoordelijkheid.

Ik wil iedereen, die zo'n ingrijpend proces als kanker meemaakt, het bijhouden van een dagboek van harte aanbevelen. Het opschrijven van gebeurtenissen, gedachten en emoties zorgt voor het nog bewuster beleven ervan. Later kun je zo bovendien je eigen ontwikkeling nog eens nabeschouwen, wat op zich weer goed gevoel en bron van inspiratie kan zijn voor de toekomst.

Van ieder mens kun je wel iets leren. Persoonlijke ontwikkeling, helen, gaat zoveel sneller en gemakkelijker onder deskundige begeleiding. Zoek een begeleider waar je veel vertrouwen in hebt en kijk in eerste instantie niet naar de kosten. Het gaat er immers om wat het je oplevert, niet naar wat het je kost. In onze Westerse wereld geven we per jaar duizenden euro's uit aan onze auto, terwijl onze gezondheid en welbevinden het liefst niets mag kosten: een hele rare prioriteitstelling.

Ik heb er destijds voor gekozen om te luisteren naar het overduidelijke signaal van mijn lichaam, de 'overweg met kanker' om mijn oude leven rigoureus te veranderen. Het is soms moeilijk, omdat het soms drie stappen vooruit en een of twee terug is, maar ik zou het zo weer overdoen. Daarbij komt, dat ik het programma nog steeds gebruik, omdat de weg nog niet afgelopen is. Ik ben er nog steeds en blij toe! Mijn leven is meer dan ooit de moeite waard en ik maak er het beste van.

2. PRATEN MET JE KANKER

De eerste stap naar herstel vraagt je om je bewust te worden van
je situatie, je eigen verantwoordelijkheid en die ook te nemen.
Helen of heel worden betekent jezelf ontwikkelen en het beste
van je leven maken. Vaak zijn kankerpatiënten niet zo tevreden
over hun leven, zoals ze dat tot dat moment geleefd hebben.
Daar voelen ze zich dan nog schuldig over ook, want misschien
hebben ze juist daardoor wel kanker gekregen? Kanker is een
signaal van je lichaam dat iets te vertellen heeft. Het zou dan ook
handig zijn, als je zou kunnen praten met je kanker. Dit blijkt te
kunnen. Toen ik het voor het eerst hoorde, dacht ik ook dat het
me niet zou lukken, maar na enkele pogingen lukt het en wel zo
duidelijk, dat er geen enkele twijfel of dubbele uitleg meer
mogelijk was.

De ziekte heeft je iets te vertellen. Hier is moeilijk achter te
komen en misschien lukt het dus niet gelijk de eerste keer. Blijf
rustig en herhaal de oefening dan later nog eens. Het is belangrijk
jezelf volledig tot rust te brengen. Concentreer jezelf daarvoor
bijvoorbeeld op je ademhaling. Adem in een natuurlijk tempo
bewust in en uit en voel de adem door je lichaam gaan. Adem
door en voel hoe bij elke inademing je hele lichaam gevoed wordt
met zuurstof en hoe bij elke uitademing de spanning van je huid,
je spieren en organen afvalt. Herhaal dit ademen totdat je lichaam
en gedachten rustig zijn en in een natuurlijk ritme zitten. Daarna
ga je naar het lichaamsdeel waar de kanker zit. Soms krijg je een
beeld en lukt het te communiceren met een diepere laag in je
bewustzijn, een diep weten. Ieder heeft zo zijn heel persoonlijke
ervaring.

Mijn ervaring is de volgende. Het duurde een paar keer voordat
in mezelf een beeld opdook. Ik deed de ademhalingsoefening en

keek naar mijn heupgewricht, de kop en de kogel met het kraakbeen ertussen als smeermiddel. Ik zocht of keek waarschijnlijk te geconcentreerd, te actief, alsof ik zelf iets moest bedenken of doen. Enkele dagen later lukte het. Ik zag in mijn heup twee draaiende tandwielen met iemand die er een staak tussen stak en agressief tot me sprak: 'Ben, nu stop je om zo door te leven!' Ik kreeg een herkansing en een excuus om mijn leven rigoureus aan te passen. Ik ben daarvoor altijd druk bezig geweest, leefde nooit in het moment zelf maar vooruit, heb vooral voor anderen geleefd, maar als ik eerlijk ben nooit onvoorwaardelijk. Ik verlangde er vaak waardering en bewondering voor terug.

Het is niet nodig om kanker of een andere levensbedreigende ziekte te krijgen om je leven te kunnen of mogen veranderen. Doe de ademhalingsoefening zoals hiervoor beschreven om te ontspannen. Stel jezelf dan achtereenvolgens de volgende vragen totdat een antwoord opkomt. Ga na het besef van het antwoord rustig door naar de volgende vraag. Als je je leven nu opnieuw zou moeten leven, wat zou je dan anders doen. Waarom doe je dat nu niet, nu je de kans hebt. Wat houdt je tegen? Wat zijn je angsten? Wat zal er in het ergste geval gebeuren als je je leven nu zo verandert als je wilt? Dit zijn vragen die wellicht kunnen helpen om ziekten te voorkomen en een gelukkiger leven te leiden. Ik heb deze oefening wel eens meegemaakt met volstrekt gezonde mensen. Deze lijkt en is ook heel simpel, maar brengt de nodige emoties teweeg.

Bewustzijnsverandering is de eerste fase en nodig om je attitude of houding te veranderen en dat is weer nodig om uiteindelijk je gedrag te veranderen. Praten met je kanker is een geweldig kado als het lukt, omdat de boodschap zo heftig en duidelijk is, dat je er niet meer omheen kunt.

3. ETEN EN DRINKEN

Wat je eet en drinkt heeft natuurlijk directe invloed op je lichaam, maar heeft ook invloed op je welbevinden. Al bijna 30 jaar bestaat het vermoeden bij wetenschappers, dat voeding voor minimaal 35% van alle kankergevallen verantwoordelijk is. Roken en alcoholgebruik zijn andere vormen van innemen, die tot kanker kunnen leiden. Eten en drinken spelen niet alleen een belangrijke invloed bij het ontstaan van kanker, maar ook bij en na de behandeling. Het is niet zo dat gezond eten de kanker oplost. Tijdens de behandeling van kanker en de herstelperiode daarna, is het echter wel belangrijk om voldoende en bewust te eten en te drinken.

Veel kankerpatiënten vallen in de fase voor de diagnose en behandeling veel af. De helft daarvan is vetmassa, de helft vetvrije massa zoals spieren en organen. Er is dan echt sprake van ondervoeding. Dat leidt tot verminderde kans op herstel, vermoeidheid, lusteloosheid en dergelijke. Ook bij mij was dat het geval. Ik viel in 8 maanden tijd maar liefst 17 kilo af, terwijl ik niet minder at. Er is sprake van ernstig gewichtsverlies met kans op complicaties als je binnen een maand meer dan 5% en binnen 6 maanden meer dan 10% afvalt, zonder dat er sprake is van een veranderd voedingspatroon.

Je begint dan dus al verzwakt aan de behandeling, in mijn geval een operatie, maar vaak daarbij nog chemotherapie en/of bestraling. Bovendien tast een volledige narcose het immuunsysteem maar liefst 6 tot 10 maanden aan. Wat je eet en drinkt is dan extra belangrijk, om voldoende voedingsstoffen op te kunnen nemen, maar ook om afvalstoffen af te kunnen voeren.

Een zoektocht naar informatie over gezond voedsel in relatie tot kanker en andere ziekten levert verschillen van inzicht op. De belangen van voedselproducenten zijn groot en het schaden van die belangen zonder wetenschappelijke onderbouwing kan tot grote claims leiden. Dat verklaart mogelijk, dat niemand zich aan extreme uitspraken waagt. Ik ben zelf rigoureus gestopt met het gebruik van witte suiker, drink nauwelijks gesuikerde frisdrank, veel minder koffie en alcohol, eet slechts af en toe vlees en veel minder vet. Ik kook graag zelf en gebruik daarbij zo veel mogelijk biologische verse groenten, vers fruit, volle granen, peulvruchten, zaden en noten, kaas, yoghurt, honing en olijfolie. Ik merk dat het eten voller, energierijker lijkt en beter smaakt. Vroeger at ik twee borden en gebruikte volop scherpe kruiden om het te laten smaken. Nu krijg ik één bord nauwelijks op, maar ben na afloop voldaan. Het levert me in ieder geval meer energie op dan voorheen. Het bekende uitbuiken na het eten is niet meer nodig. Ik ben zelf geen fan van vette vis, maar dit schijnt ook heel goed te zijn om kanker te voorkomen.

Ik dronk voorheen koffie en alcohol zonder er bij na te denken. Koffie en alcohol onttrekken vocht aan je lichaam en hebben daarnaast gifstoffen in zich, die je lichaam meer kwaad dan goed doen. Als ik nu koffie of alcohol drink, doe ik dat als lekkernij en niet meer uit gemakzucht. Ik drink daarentegen meer water. Zo heb ik op kantoor en thuis flesjes water bij mijn stoel staan, zodat ik nu 'automatisch' water drink.

Ons lichaam bestaat voor 70% uit water. Dagelijks moeten we zo'n anderhalve liter drinken om ons vochttekort aan te vullen. De rest nemen we op via ons voedsel. Water is naast zuurstof de belangrijke stof die we als mens nodig hebben. Water zorgt voor het oplossen en transport van allerlei voedings- en afvalstoffen in ons lichaam als basis voor vitale biologische processen. Verder zorgt water voor de regeling van onze lichaamstemperatuur.

Naast zelf koken, ga ik ook graag uit eten. Ook dan kies ik bewuster dan vroeger wat ik eet en drink. Uit eten is ook een sociaal en gezellig gebeuren en daarom geniet ik des te meer. Ik beschouw daarom 'uit eten gaan' ook steeds meer als een goede investering in mijn relaties, mijn welbevinden en dus gezondheid.

4. BEWEGING EN SPORT

Ik heb altijd gesport en voel me daar heel goed bij. Voor (ex)kankerpatiënten is bewegen of sporten extra belangrijk. Het lichaam heeft vaak in de fase vóór behandeling veel geleden, de spiermassa is afgenomen en conditie achteruit gegaan. Ik deed toen gelukkig intensief aan medische fitness. Dat was goed om de operatie en herstelperiode zo sterk mogelijk in te gaan.

Ook daarna is het goed om te blijven sporten, niet alleen voor je fysieke, maar ook voor je mentale en emotionele ontwikkeling, sociale contacten en dus het algehele welbevinden. De vermoeidheid, die gebruikelijk is na kanker wordt daardoor minder en het immuunsysteem sterker. Ook de spierkracht neemt sneller toe, waaronder ook die van de hartspier. In het lichaam worden door inspanning adrenaline en endorfine aangemaakt. Die stoffen zorgen in je lichaam voor een goed gevoel. Daarnaast zie je, dat je weer vooruit gaat. Het is een uitdaging om grenzen te verleggen en te kijken wat mogelijkheden zijn in plaats van beperkingen.

Het lopen met krukken op één been is eigenlijk al een sport op zich. Toch heb ik na mijn amputatie het bewegen en sporten weer bewust opgepakt: wandelen, fitness, zwemmen, duiken, handbiken, skiën, dansen. Bijna niets is onmogelijk, als je echt wilt. Het kost natuurlijk de nodige inspanning en doorzettingsvermogen, maar dat sterkt je fysiek, mentaal en emotioneel. Je merkt, dat je uit het dal klimt en komt in een positieve spiraal terechtkomt. Dat stimuleert weer tot meer.

Andersom leidt niet sporten en te weinig bewegen tot verzwakking van het lichaam en op den duur tot lichamelijke klachten en uiteindelijk mogelijk zelfs tot chronische aandoeningen. Daardoor kan men lichamelijk steeds minder, waardoor men lichamelijk in een negatieve spiraal terechtkomt. Dat heeft vaak ook geestelijke gevolgen. Men krijgt door de lichamelijke aftakeling en verminderde conditie een rotgevoel en slechter zelfbeeld, gaat piekeren en kan zelfs depressief worden.

Als je dat wilt zijn er altijd wel redenen te bedenken om niet te sporten. De meest gebruikte is: geen tijd. Iedereen heeft echter even veel tijd, maar wat geef je prioriteit in je leven en waarom je lichamelijke en geestelijke gezondheid niet? Een andere reden: sporten is zo vermoeiend. Vooral in het begin is dat natuurlijk zeker zo, maar uiteindelijk geeft sporten je meer energie en een betere conditie. Het is belangrijk om het rustig op te bouwen en haalbare doelen te stellen. Niet alle sporten zijn voor iedereen even leuk. Er zijn honderden verschillende sporten en het aanbod neemt nog steeds toe. Sporten betekent niet per definitie een inspannende sport als fitness of joggen. Ook beweging in de vorm van wandelen, fietsen en zwemmen is gezond. Kies zelf een vorm van bewegen en houd het interessant door variatie, te blijven leren en naar een doel toe te werken.

Vaak leidt sporten tot nieuwe sociale contacten. Sociaal contact geeft op zijn beurt ook een goed gevoel en draagt ook bij aan een sterker immuunsysteem. Bewegen en sporten is naast hard werken vooral ook genieten, zeker nadat je de kwetsbaarheid van het lichaam aan den lijve ondervonden hebt.

Nog fijner is het als je in de natuur kunt bewegen. In Nederland wordt steeds meer natuur ontwikkeld. Daarbij worden steeds meer mogelijkheden ontwikkeld om die natuur te beleven met mogelijkheden voor beweging, sport en recreatie. Te denken valt hierbij aan wandelroutes, fietsroutes, mountainbikeroutes en ruiterroutes.

5. CONTACT MET DE NATUUR

In het ziekenhuis lag ik op een zaal. Na enkele weken in een hoek gelegen te hebben, zonder uitzicht op de buitenwereld, kwam ik in een bed aan het raam te liggen. Daar had ik uitzicht op een grasveld en een straat met oude kastanje bomen. Hoewel er geen blad aan zat, was het uitzicht geweldig na al die weken zonder contact met de natuur.

De laatste jaren is het besef dat we als mens de natuur nodig hebben voor onze gezondheid sterk toegenomen. Ook wetenschappelijk onderzoek heeft aangetoond wat oude volken al lang weten: de natuur heeft een positief effect op gezondheid, welbevinden en herstel na ziekte. Volgens de Gezondheidsraad en Raad voor Ruimtelijk, Milieu- en Natuuronderzoek is het positieve effect van de natuur aangetoond op:

- herstel van stress
- stimuleren van bewegen
- vergemakkelijken van sociaal contact
- bevorderen van persoonlijke ontwikkeling en zingeving

Chronische stress speelt een belangrijke rol in het ontstaan en verloop van veel voorkomende ernstige lichamelijke en psychische ziekten. Ook ik had veel last van stress en kon mijn 'taken' maar moeilijk loslaten. Contact met natuur is een van de manieren voor me om dat te doen. Het zien van natuur is daarbij vaak al voldoende. Ik kan er van genieten om lekker in de tuin te zitten en de natuur in me op te nemen. Ik voel me er dan echt één mee en tijd en ruimte daaromheen lijken niet meer te bestaan. Door aandacht voor de natuur, het gevoel van verbinding en eenheid ermee dat dan ontstaat, krijg ik aandacht voor mezelf, word ik me bewust van mezelf en word ik weer mezelf.

Ik kan nog meer genieten van de natuur als ik wandel. De natuur zorgt dus naast het wegnemen van stress ook nog eens voor het stimuleren van bewegen. Voor mij is dat wandelen, voor een ander is het misschien fietsen, hardlopen, bergbeklimmen, skiën, mountainbiken, paardrijden of wat dan ook. Het maakt niet uit wat je doet, als je maar iets doet want bewegen is erg belangrijk voor je gezondheid en welbevinden. Ik woon gelukkig in een bosrijke omgeving. In het voorjaar, als nieuwe bladeren en naalden uitlopen, is alles fris groen en lijkt het bos licht uit te stralen. In de zomer gaan we vaak naar Oostenrijk vooral om te wandelen en ontspannen. De combinatie van de overweldigende natuur, de bergen, frisse lucht, vriendelijke mensen en het goede eten en drinken maakt onze vakanties tot een geweldige belevenis. De Alpenweiden zijn fris groen en bossen donkergroen, een plaatje! De herfst met zijn variëteit aan kleuren en vallende bladeren is ook mooi en zorgt dat je eenmaal thuis kunt genieten van de gezellige sfeer. Zelfs in de winter zijn onze bossen niet helemaal kaal en is de lucht vaak lekker fris, waardoor een gevoel van openheid ontstaat en bereidheid voor nieuw leven. Zo heeft elk seizoen in de natuur wel iets.

Het belang van groen in de woonomgeving voor onze gezondheid is aangetoond. In Nederland willen we het buitengebied beschermen om te voorkomen, dat we helemaal geen groen meer hebben. Dit slaat echter zover door, dat nagenoeg elke beschikbare vierkante meter in onze steden en dorpen volgebouwd wordt. Alleen al zicht op groen is belangrijk, om stress te bestrijden, uit te nodigen voor een wandelingetje en voor sociaal contact. Groen blijkt volgens onderzoek namelijk een belangrijke reden om de deur uit te komen, waardoor sociale contacten ontstaan. Mensen met sociale contacten voelen zich verbonden en weten zich gesteund door anderen. Zij zijn dan ook gezonder, hebben minder last van depressies en hart- en vaatziekten en vertonen gezonder gedrag. Ouderen hebben dan bovendien minder kans op depressies en verlies van cognitieve functies.

Zingeving betekent dat: 'mensen hun persoonlijke ultieme doelen in het leven vinden en benoemen, hun eigen doelen in een groter geheel kunnen plaatsen en ook gebeurtenissen in een groter geheel kunnen zien.' Onderzoek wijst uit, dat natuur voorwaarden schept voor zingeving. Ook ik voel me bewuster en sterker en sta daardoor meer open voor reflectie, kijk eerlijker naar mezelf en mijn rol in het grotere geheel. Op deze manier draagt contact met de natuur bij aan mijn algehele persoonlijke ontwikkeling.

6. ONTVANGEN EN GEVEN

Het leven is mooi en er is ook veel moois om van te genieten op aarde. Er is echter ook veel leed in de wereld. De ogen daarvoor te sluiten is niet eerlijk naar jezelf, maar evenmin respectvol naar degenen die lijden. Medelijden helpt die ander niet, mededogen wel. Waarom zou je jezelf het leed van de wereld op je hals halen? Het antwoord is simpel: 'in een modderbad word je niet schoon'. Je zult dus iets aan je omgeving moeten doen, om dat te veranderen.

Je kunt natuurlijk deze hectische omgeving verlaten om bijvoorbeeld in een klooster hoog op een berg in de Himalaya te mediteren temidden van monniken. Dat is natuurlijk heel effectief en de kans om dan niet afgeleid en verleid te worden is groot, zodat verlichting beter binnen handbereik ligt. In beeld komt deze oplossing neer op het volgende: laat het modderbad voor wat het is en neem een ander bad met schoon water.

De meeste mensen willen niet kiezen voor een kloosterleven en ook niet vluchten uit onze eigen omgeving. Gelukkig maar, anders zou het hier in onze hectische Westerse wereld wel erg leeg worden. Als mens hebben we een natuurlijke neiging om onafhankelijk te zijn. Ik ook. Vanaf het moment, dat ik ziek werd, is dat een grote innerlijke strijd geweest: allemaal ego en angst! Ik heb moeten leren accepteren, dat ik zonder hulp van anderen niet kan overleven, mijn gezin, huis en tuin niet kan onderhouden, om maar enkele voorbeelden te noemen. In deze wereld hebben we elkaar en onze omgeving hard nodig, zijn één en moeten ons inzetten om het leed van de wereld op te lossen. In beeldspraak: we maken ons bad en onszelf schoon door het water door een filter te pompen.

Alles bestaat uit energie. Liefde is een hele belangrijke vorm van energie. Liefde uit zich ook in materie. Voor natuur, zoals bloemen is dat duidelijk. Maar ook iets ogenschijnlijks saais als een gebouw kan mooi zijn, zeker als de architect en bouwploeg al hun kennis, kracht en liefde hebben ingezet om er iets moois van te maken. Als er zoveel leed in de wereld is, is het lastig om liefde in alles, de medemens en jezelf te kunnen zien. Dat geldt ook voor mezelf. Toch heb ik gemerkt, dat het zeer de moeite waard is en bijdraagt aan je kijk op het leven, je mentale en emotionele staat, je lichamelijk herstel en spirituele ontwikkeling. Het vergt wat training om hier bewust mee bezig te zijn. Als je eenmaal liefde in alles, jezelf en anderen ziet, wordt liefde, aandacht en steun geven aan anderen een natuurlijk proces, waar je zelf gelukkig van wordt. Je merkt uiteindelijk dat je er meer voor terugkrijgt dan je geeft, al mag dat geen doel op zich zijn, omdat het dan niet meer onvoorwaardelijk geven is. Liefde geven en ontvangen kan uiteindelijk je natuurlijke staat van zijn worden, zoals de golven van de zee komen en terugtrekken, zoals in- en uitademen, zoals je hartkamers die samentrekken en weer uitzetten. Deze continue staat van mededogen is een ideaal, dat veel wereldreligies op individueel en collectief niveau nastreven. De weg daarnaartoe is verschillend en is aan ieder zelf om in te vullen.

Er zijn een paar eenvoudige stappen om een start te maken met het beoefenen van mededogen.
1. mededogen voor jezelf
2. jezelf gelijkstellen aan anderen
3. jezelf in de ander verplaatsen
4. mededogen voor anderen

Mededogen voor jezelf.
Ga eerst na wat je eigen relatie is met het woord liefde. Vind je het een mooi woord, vind je het soft, vind je het wazig, stoot het je af, raakt het je, doet het je niets? Wat vind je van het idee, dat

alles uit energie en liefde bestaat? Kun je het accepteren, irriteert het je of vind je het ronduit verwerpelijk? Alles wat je hierin raakt mag er zijn, want het is nu eenmaal zoals het is. Bewustzijn is een eerste stap naar verandering, als je daarvoor kiest. Als je moeite hebt met het woord of de betekenis van het woord liefde: waarom is dat dan zo? Het kan zijn, dat je in je leven teleurgesteld, gekwetst of verlaten bent door personen, waar je onvoorwaardelijke liefde van verwachtte. Het kan zijn dat je daarom de overtuiging hebt, dat onvoorwaardelijke liefde zeldzaam is, niet bestaat of voor jou niet bestemd is. Vaak is angst de drijfveer om liefde uit te sluiten. Het is dan ook belangrijk om weer te voelen wat liefde is. Iedereen weet, hoe ver weggestopt ook, wat liefde is. Probeer je de liefde die iemand je ooit gaf en die je echt ontroerde weer voor de geest te halen en als het ware weer opnieuw te ervaren. Zie die persoon en het moment echt voor je. Voel in je hart hoe dat gevoel van liefde en dankbaarheid opkomt. Neem de tijd om dit gevoel zich te laten nestelen, zonder te oordelen of gelijk verder te denken. Ongetwijfeld heb je ook vaak liefde gemist, maar dit moment was echt en wederzijds met die persoon. Blijf bij dat moment. Besef hoe fijn het is om die liefde te voelen, dat het geen moeite kost en dat jullie het allebei waard zijn om die liefde te voelen, te geven en te ontvangen. Besef hoe mooi de wereld zou zijn als het normaal zou zijn, dat iedereen die liefde voor elkaar zou voelen en uiten, geen honger, geen ruzie, geen oorlog... Voel hoe je hart overloopt van liefde en de liefde niet alleen naar die ander stroomt, maar stap voor stap ook naar je ouders, je familie, vrienden, kennissen, buren, dorp, land en de wereld. Door deze oefening te doen wordt de bron van liefde, voor zover nodig, weer opnieuw aangeboord. Het is een oefening, die je zo vaak kunt toepassen als je zelf prettig vindt.

Jezelf gelijk stellen aan anderen.
Qua vorm zijn we verschillend, maar verder allemaal gelijk. We bestaan allemaal uit botten, vlees en bloed. We willen allemaal

gelukkig zijn en niet lijden. Het gaat er om te beseffen, dat we fundamenteel niet van elkaar verschillen. Als we een probleem hebben met iemand kan het helpen om die ander niet te zien in zijn rol, bijvoorbeeld als ouder, baas of familielid, maar als medemens met zijn mogelijkheden en beperkingen.

Vanuit het verleden kan een relatie met iemand, tijdelijk of blijvend, behoorlijk fout gelopen zijn door allerlei oorzaken. Emotioneel kun je dit lang, soms zelfs levenslang, mee blijven dragen. Daarnaast kan het zelfs zo in je systeem en immuunsysteem zitten, dat je daar lichamelijk van lijdt. Er zijn twee effectieve methoden om 'oud zeer in relaties' op te lossen;
    a.   de ander vergeven
    b.   je boosheid uiten.

Het effect is voor jezelf is ongetwijfeld het grootst, als je beide methoden toepast als die persoon er zelf bij is. De vraag is echter of die persoon daar wel iets mee kan of moet, omdat het bijvoorbeeld lang geleden is, die persoon het anders ervaren heeft, het geaccepteerd heeft of dat zelfs onbekend is dat er een probleem is. Feit is, dat we zelf een probleem ervaren en er zelf iets aan willen veranderen. Beide methoden kun je zo vaak gebruiken en herhalen als je wilt. Vooraf had ik niet bedacht, dat sommige problemen zo diep zaten en zo eenvoudig opgelost konden worden.

De ander vergeven is een rustige, krachtige, subtiel emotionele manier. Ga bij voorkeur op een stoel zitten, sluit je ogen en stel je de persoon voor alsof die op een stoel recht tegenover je zit. Kijk die persoon in gedachten aan. Vertel in gedachten aan die persoon, dat je nog eens over het probleem van toen wilt praten. Vertel wat je gevoel daarbij was en dat het je in je hart geraakt heeft. Zeg hardop: ik vergeef je. Misschien komt er spontaan in gedachten een antwoord terug van die persoon, misschien ook niet. Zeg hardop: vergeef mij, ik dank je en wens je alle goeds toe.

Je boosheid uiten is een heftige, intensieve, bevrijdende manier. Het kan door ongeremd alleen in een kamer je boosheid ongeremd te uiten en daarbij zonodig ongeremd te schreeuwen, stampvoeten of zelfs met iets te gooien als dat helpt. Het kan ook door ongeremd een brief te schrijven, die je na afloop kapot scheurt of verbrandt. Ook hierbij is het handig om zittend op een stoel met gesloten ogen in gedachten het probleem of de gebeurtenissen nog eens de revue te laten passeren. Het is echt nodig om je in te beelden, dat die persoon de boodschap ook echt ontvangt, om effectief te kunnen zijn.

Naast het oplossen van oud zeer, is het vanzelfsprekend nodig om nieuwe problemen met anderen te voorkomen. Voorkomen is immers beter dan genezen. Problemen ontstaan vaak doordat woorden verkeerd gekozen worden, ze persoonlijk opgevat worden, uitgegaan wordt van veronderstellingen of mensen onvoldoende hun best doen. Het voorkomen van problemen vergt bewustzijn, focus, discipline en training: meesterschap over je eigen denken, emoties, uiten en handelen dus. Het lijkt dus niet gemakkelijk en dat is het in de praktijk ook niet, maar ook hiervoor geldt weer: het is zeer de moeite waard.

De juiste woorden kiezen, die voor jezelf en anderen eerlijk en respectvol overkomen valt niet mee. Vaak moeten we in korte tijd boodschappen ontvangen, vertalen en snel reageren. Met steeds sneller wordende communicatiemethoden verwachten we ook steeds sneller een reactie. Des te moeilijker wordt het om zorgvuldig te communiceren. Steeds vaker gebeurt dat bovendien op schrift, per e-mail, sms, msn, chat, twitter, zodat de non-verbale uitingen van communicatie van een face-to-face of telefonisch contact ontbreken: stem, sfeer, gezichtsuitdrukking en lichaamshouding. Dit laatste is voor het overgrote deel sfeerbepalend hoe de boodschap in woord overkomt. Door het ontbreken van dit communicatiedeel worden woorden an sich belangrijker en kunnen dus onbedoeld een verkeerde sfeer of lading duiden voor de ontvanger van de boodschap.

Mensen nemen zichzelf vaak te serieus en nemen zaken ook vaak te persoonlijk op. Meestal bedoelt de ander iets helemaal niet persoonlijk. Anderen doen namelijk wat je zelf ook doet: je gaat uit van jezelf zonder aanzien des persoon. Het verkeer is zo'n mooi voorbeeld. Iemand die net op het laatste moment er achter komt, dat hij op de verkeerde baan zit, moet snel kijken, richting aangeven en van rijbaan veranderen. Als dit gebeurd is er altijd wel iemand in de omgeving, die richting die persoon claxonneert of een middelvinger opsteekt. Dat is niet persoonlijk bedoeld. Sterker nog; als men die persoon goed zou kennen zou men dat waarschijnlijk zeker niet doen. Toch voelen we ons na de terechtwijzing persoonlijk aangevallen. Mensen gaan dus uit van zichzelf, van de rol van de ander, in het voorbeeld als autobestuurder die snel van rijbaan verandert, maar niet van jou als persoon. Het is goed om daar steeds bedacht op te zijn.

Mensen leren elke dag vanaf de dag dat ze geboren zijn. Daardoor ontstaan nuttige mechanismen om te kunnen functioneren in onze hectische maatschappij. Daarnaast bouwen we ook vooroordelen op ten aanzien van personen en gaan dingen vooronderstellen. Dat gebeurt voor een belangrijk deel uit gemakzucht. Als iemand bijvoorbeeld steeds koffie drinkt, kan het zijn dat we op een gegeven moment aannemen, dat deze persoon koffie drinkt en ongevraagd koffie serveren. Het is maar een simpel voorbeeld, maar geeft aan hoe snel we vooronderstellingen ontwikkelen en toepassen. Leven op basis van vooronderstellingen gaat uit van de verwachting, dat we kennis hebben van een ander zijn gedachtegang, gedachtepatronen, overtuigingen, drijfveren en dergelijke en daardoor iemands handelen kunnen voorspellen. Daardoor ontstaan verwachtingen en in je verwachtingen liggen ook je teleurstellingen. Zo ontstaat het gevoel gekwetst te zijn door die ander, terwijl het in feite aan jezelf ligt. Jij hebt immers iets aangenomen, wat niet altijd waar hoeft te zijn. In het voorbeeld kan die persoon de koffie afwijzen, omdat hij die dag al teveel koffie heeft gehad en nu thee wil drinken.

Wat je doet ook echt met je liefde en volle aandacht doen is iets wat een natuurlijke houding zou moeten zijn. Iets half of op de automatische piloot doen houdt namelijk in, dat we iets met tegenzin of op zijn minst onbewust doen. De oorzaak daarvan kan liggen aan de activiteit zelf, de persoon voor wie we het doen of een onbewuste levenswijze. Niet alles wat je 'moet' doen is even leuk natuurlijk. De vraag is waarom we de activiteit verrichten, voor wie en of we daarbij gedreven worden door angst of liefde. Je hebt altijd een keuze om iets wel of niet te doen. Je afvragen waarom je iets wel of niet zult doen leidt tot bewustere keuzes maken in je leven en leidt gaandeweg tot een bewustere manier van leven. Je werkzaamheden gaan met meer plezier, liefde en aandacht gepaard, waardoor ze minder energie kosten of zelfs energie opleveren. Wat je ook doet, het zal steeds beter gaan met minder moeite.

Jezelf in de ander verplaatsen.

'Wat gij niet wilt, dat u geschiedt, doet dat ook een ander niet!' is een bekend gezegde. Voor mij een belangrijke stelling, altijd al geweest. Het gaat er om jezelf in anderen te kunnen verplaatsen, figuurlijk in zijn of haar huid te kruipen. Dat leidt tot begrip voor die ander en maakt dat je je hart open stelt voor die ander. Je laat je ego los. Je verplaatst je in die ander, gaat de dilemma's waar die persoon mee worstelt zien en het leed dat daardoor wordt veroorzaakt. Dan ontstaat begrip en liefde voor die ander en ontwikkel je mededogen. In het begin kost het wat training om jezelf steeds in de ander te verplaatsen. Later wordt het een natuurlijk proces, waar je niet meer bewust bij stil staat.

Mededogen voor anderen.

Elke dag biedt volop kansen om ons hart te openen voor anderen, door het leed van de wereld te aanschouwen en niet onze ogen er voor te sluiten. Natuurlijk hoeven we ons er niet door te laten vangen door bijvoorbeeld mee te lijden. Daar heeft immers niemand iets aan en is eerder slecht dan goed voor je herstel en ontwikkeling. Medelijden komt voort uit angst en een gevoel van valse grootsheid en neerbuigendheid. Wanneer iemands pijn bij jou angst oproept is het medelijden, wanneer het liefde oproept is het mededogen. Jezelf trainen in mededogen is erkennen, dat alle wezens gelijk zijn en op vergelijkbare wijze lijden. Het betekent ook dat we iedereen die lijdt respecteren in het besef dat we van niemand gescheiden en boven niemand verheven zijn.

Als we situaties of mensen treffen, waardoor we ons mededogen kunnen ontwikkelen, mogen we daar dankbaar voor zijn. Het stelt ons namelijk in staat om liefde te geven en daarmee ons hart te vullen. Het helpt ons spiritueel op ons pad naar verlichting.

In juli 2010 ben ik voor de vierde keer naar Bosnië geweest, om daar met een groep vanuit Reiki Wereldwijd oorlogsslachtoffers te behandelen met Reiki in o.a. Tuzla, Srebrenica en Potočari. In de dagen na 11 juli 1995 vond daar de grootste genocide na de tweede wereldoorlog in Europa plaats. Meer dan 8.000 mannen werden afgeslacht, wie weet hoeveel vrouwen verkracht en verdreven van huis en haard. Het besef van dit drama is nergens groter, dan op de grote begraafplaats, tegenover de voormalige legerplaats van Dutchbat. Op 11 juli mochten we daar, na een driedaagse vredesmars, de herbegrafenis van 775 moslims meemaken. Beide evenementen hebben grote indruk op me gemaakt.

Op een gedenksteen op de begraafplaats staat het volgende gebed:

> *'In naam van God, de genadigde, de Barmhartige,*
> *Wij bidden tot God, de Almachtige:*
> *Moge rouw hoop worden.*
> *Moge wraak gerechtigheid worden.*
> *Moge de tranen van moeders gebeden worden.*
> *Dat Srebrenica nooit meer gebeure, met niemand nergens.'*

We wisten niet precies hoe de lokale bevolking er op ons als Nederlanders zou reageren. We gingen er open en zonder verwachtingen heen. We werden er oprecht hartelijk ontvangen. Mensen die er duidelijk in armoede leven, schonken ons eten, liefde en dankbaarheid. Ze vinden het juist fantastisch dat wij als Nederlanders komen.

Als behandelaars kwamen we er om te geven, maar we hebben er voor ons gevoel veel meer voor terugontvangen. Dit doet mededogen dus.

7. STRESS LOSLATEN

In onze hectische Westerse maatschappij heeft iedereen het druk en vaak ook last van stress. Ik ook. Nu nog, maar minder vaak. Kanker en stress hebben met elkaar te maken, al krijgt niet iedereen die last heeft van stress kanker. Stress is echter niet goed voor je herstel en het is dan ook goed om stress na kanker los te laten en te vermijden. Het is te leren, maar vergt ook wat zelfonderzoek.

Stress blokkeert de vrije doorstroming van energie. Stress ontstaat als we niet de dingen doen, waarbij we echt onszelf zijn, waar we weerstand bij voelen. Activiteiten die we niet leuk vinden, die energie vreten. Natuurlijk hebben we allemaal af en toe wel eens dingen die we 'moeten' doen. Door bewuster te kiezen wat we wel of niet doen en bewust te zijn waarom is daar wel mee om te gaan. Als het echter gaat om structurele dingen zoals je werk, heb je een probleem, dat je structureel op moet lossen. Veranderen van baan kan dan wel eens de enige juiste keuze zijn. Wat is immers het belangrijkste in mijn leven: mijn gezondheid of precies deze baan en waarom dan?

Kanker op zichzelf is ook al aanleiding voor stress. Angst of de operatie zal lukken, angst of alles verwijderd is, angst of de eventuele nabehandeling aan zal slaan, machteloosheid, vermoeidheid. Het loslaten van stress is gemakkelijk te leren. Er zijn duizenden verschillende technieken beschikbaar via internet, boeken, cursussen enzovoort. Het gaat er om een methode te zoeken, die voor jezelf natuurlijk aanvoelt. Voor mezelf is dit Reiki. Ik pas Reiki dagelijks toe. Voor mezelf brengt Reiki, naast andere positieve effecten, ook met zich mee dat stress op een natuurlijke manier verdwijnt. Informatie over mijn reikipraktijk is te vinden op website: www.reikibencornelis.nl.

Daarnaast gebruik ik regelmatig de volgende prettige methode, om contact te zoeken met mijn eigen lichaam en bewust aanwezige spanning los te laten via mijn ademhaling.

Ga rechtop op een vlakke ondergrond of stoel zitten.
Leg je handen in je schoot.
Sluit je ogen en concentreer je op je ademhaling.
Adem diep in en uit.
Voel waar de spanning in je lijf zit.

Vaak zit die in het bovenste deel: je nek, schouders, rug…
Beweeg ze even soepel en hervat dan de oefening.

Adem rustig, maar diep in en uit.
Bij elke inademing zakt je middenrif dieper en adem je pure energie in.
Bij elke uitademing laat je de spanning in je lichaam los.
In en los.

Ga ongeveer 10 minuten door.

Doe deze oefening zo vaak als nodig is.

8. MEDITATIE

Toen ik hoorde, dat ik mogelijk kanker had, flitste mijn leven even aan me voorbij. Dat hoor je overigens van veel kankerpatiënten: 'zo, dit was het dan, het is gebeurd met me.' Het is een primaire menselijke reactie. Bij kanker horen angsten en onzekerheden bijvoorbeeld voor de dood, maar ook zorgen voor je achterblijvende partner, gezin en familie. Je kunt echter niet meer om de dood heen. Vooraf wist je wel dat je eens dood zou gaan, maar nu komt die zo dichtbij, dat het besef pas echt doordringt. Daardoor kun je in een bestaancrisis terechtkomen. Als kankerpatiënt ga je echter niet ineens dood. Het is belangrijk om rust te zoeken in jezelf, harmonie te vinden. Jezelf en je ziekte accepteren en onvoorwaardelijke liefde voor jezelf, de ander en de wereld te geven en te ontvangen.

Een goede techniek om die stilte in jezelf te vinden is mediteren. Meditatie is ontstaan in diverse oude religies en staat los van geloof. Je hoeft dus ook niet gelovig te zijn. Het wordt tegenwoordig aangeboden en aanbevolen door artsen en wetenschappers als techniek om je geest te temmen en lichaam te ontspannen. Ziekenhuizen bieden meditaties aan als onderdeel van programma's voor stressreductie. De eerder beschreven oefening, om stress los te laten via je ademhaling, is ook een vorm van meditatie.

Meditatie is anders dan andere vormen van ontspanning, zoals slapen, een alerte en aanwezige vorm ofwel alerte aanwezigheid. Bewezen is, dat door regelmatige beoefening van meditatie men van nature steeds meer ontspannen, meer alert, meer bewust en meer in het moment zelf leeft. Meditatie is dus een techniek, die structureel bijdraagt aan meer innerlijke rust en versterkt je bewustzijn. Meditatie draagt zo bij aan je herstel en persoonlijk ontwikkeling. Het is dus voor iedereen goed om te mediteren, niet alleen voor mensen met een ziekte. Ik mediteer zelf al zeventien jaar. Ik ben begonnen onder begeleiding van mijn leraren Taekwondo en Hapkido, twee Koreaanse vechtsporten. Het bracht me toen al gelijk zoveel rust, dat ik het ben blijven doen. In het begin is twee minuten focussen al moeilijk, maar het gaat je steeds gemakkelijker af en loont dus zeker de moeite.

Meditatieoefeningen bevatten drie elementen:
1. focus van de geest
2. bij afdwalen van gedachten, de focus terugbrengen
3. alle gedachten en prikkels voorbij laten gaan

Focus van de geest.
Bij meditatie focussen we ons op één ding of object om onze geest te concentreren. Daarbij gebruiken we één van onze zintuigen. Dat kan bijvoorbeeld zijn voelen, kijken, ruiken, luisteren of proeven. De aandacht richten we bijvoorbeeld op onze ademhaling, de vlam van een kaars, een muziekstuk of smaak van een snoepje. Daardoor zitten we echt in dit moment en gaan we niet mee in het malen van onze gedachten

Bij afdwalen van gedachten, de focus terugbrengen.
Gedachten kunnen ondanks het voornemen om gefocust te blijven toch gemakkelijk afdwalen en dus onze aandacht vangen. Dat is niet erg. Neem jezelf dat niet kwalijk en ga die innerlijke strijd niet aan, want het zal averechts werken. Pak gewoon je focus weer op en je gedachten zullen naar de achtergrond verdwijnen. In het begin zal het vaak voorkomen, dat je de focus opnieuw moet oppakken. Naarmate de meditatieoefening vordert zal het beter gaan en ook naarmate je vaker mediteert zal het gemakkelijker gaan.

Alle gedachten en prikkels voorbij laten gaan.
Het is belangrijk om de geest tijdens de meditatie rustig te houden door te laten zijn wat er is en niet te oordelen. Je hoort dus misschien nog gewoon de geluiden van het verkeer en de buren, gedachten doemen nog steeds op, er schiet ons wellicht

nog iets te binnen wat we nog moeten doen. Het is allemaal niet erg. Het gaat voorbij.

Graag bied ik hierbij de volgende meditatieoefening aan, omdat ik die zelf vaak gebruik vanwege haar eenvoud:

Ga bij voorkeur op een vlakke ondergrond zitten
Leg je benen in de kleermakerszit
Zorg dat je comfortabel, maar actief rechtop zit, je rug gestrekt
Leg je tong tegen je gehemelte en tegen je boventanden
Leg je handen met hunrug op je knieën
Leg duim en wijsvinger met de toppen tegen elkaar
Laat je armen en schouders comfortabel hangen
En sluit je ogen

Concentreer je op je ademhaling
Adem in en voel je lichaam
Adem uit en laat alles los
Adem in en voel je lichaam
Adem uit en laat alles los
Adem in en los
Laat je hele lichaam mee doen
Adem in en los
Blijf daar in een rustig tempo mee doorgaan
In en los
In en los

En als je gedachten voelt opkomen
Laat die gedachten dan komen en los
Niet forceren, gewoon loslaten
Zie je gedachten als wolken die voorbijtrekken
Als nieuwe gedachten opkomen, laat ze opkomen en weer voorbijgaan
Als het moeilijk is concentreer je dan weer op je ademhaling
In en los
In en los

Voel hoe je longen zich met lucht voelen
En je spanning wegvloeit
Laat komen wat komt,
Niets willen, niets moeten
In en los
In en los

Denk niet aan je verleden
Je bent op dit moment hier
Het is hier stil
Geniet van die stilte
En ga door voor jezelf
In en los
In en los...

Bouw het mediteren qua tijd op. Het is goed er een dagelijkse gewoonte van te maken, bijvoorbeeld 's ochtends 20 minuten en 's avonds 20 minuten.

9. GENIETEN!

Het laatste onderdeel van mijn persoonlijke herstelprogramma is niet het minst belangrijke: Genieten! Ik schrijf het bewust met hoofdletter en uitroepteken. Genieten is voor mij totaal aanvaarden wat er is op dit moment en liefde voelen voor mezelf en anderen. Genieten lukt vaak na kanker beter dan voorheen. Zelf was ik altijd gejaagd in mijn hoofd, altijd bezig met wat ik nog moest doen. Ik heb bewust af moeten kicken van die drukte in mijn hoofd en geleerd om meer te genieten. Genieten maakt gelukkig en is heel goed voor herstel van je immuunsysteem. Geluk is niet afhankelijk van de spullen die je hebt, niet van de baan of positie die je bekleedt, niet van je maatschappelijke status, niet van de bewondering van anderen die je oogst, niet van je verre vakantiereizen, niet van je macht of het lichaam dat je hebt. Dit zijn allemaal tijdelijke zaken, die onbelangrijk zijn. Zelfs je lichaam heb je maar tijdelijk te leen. Ik kan het weten, omdat ik al een deel heb af moeten staan. Ik ben er sindsdien niet ongelukkiger op geworden, integendeel zelfs. Ik genoot voor mijn kanker natuurlijk ook wel, maar heb geleerd om veel bewuster te genieten en nog beter te weten welke dingen me energie opleveren en welke me energie kosten. Wanneer ben ik volledig mezelf?

Ik spreek wel eens mensen, die zeggen niet meer te weten wat genieten is. Genieten kun je weer leren, door je eerst weer open te stellen voor je gevoel. Ik adviseer daarvoor om eerst een meditatieoefening te doen, zodat de geest en lichaam rustig zijn. Ga na welke bezigheden of activiteiten je prettig vindt? Waar word je vrolijk van en krijg je energie van? Waarvan krijg je het gevoel, dat je in de stroom zit? Ga aan de slag met deze activiteiten. Plan ze bewust in je agenda in. Doe dagelijks dingen die je leuk vindt, in het begin voor je gevoel zelfs extreem veel. Misschien voel je je er wel schuldig over, dat je zoveel geniet. Het is belangrijk dat je je dan bewust bent van deze gedachten en waarom deze ontstaan. Bij mij was het zo, dat ik me schuldig voelde ten opzichte van mijn omgeving, omdat ik in de tijd dat ik geniet mijn verantwoordelijkheden niet zou nemen. Ik kwam er zo achter, dat ik me dus niet onvoorwaardelijk inzette voor mijn omgeving, maar er bewondering en respect voor terug wilde ontvangen. Eigenlijk had ik onvoldoende bewondering en respect voor mezelf en wilde het daarom ter compensatie van anderen ontvangen. Achteraf kan ik wel lachen om dit oude mechanisme. Op het moment van constateren was het behoorlijk confronterend en pijnlijk.

Als je jezelf bewust wordt van je oude mechanismen is het waarschijnlijk gemakkelijk om die los te laten. Je kunt je prioriteiten van dat moment beter stellen en het proces van leren genieten voor op stellen. Dat betekent voorlopig: tijd en geld investeren in je eigen ontwikkeling en genieten. Leg het uit aan diegenen, van wie je het belangrijk vindt dat die het weten en er rekening mee moeten houden, zoals je partner en je gezin. Kruip echter niet in de verdediging. Je hebt immers bewust een keuze gemaakt voor herstel en vraagt hen je daarin te steunen, dus begrip voor je dagbesteding en hier rekening mee te houden.

Ga vervolgens verder om voorlopig ruim tijd in te plannen in je agenda voor die dingen waar je van geniet. Naar verloop van tijd zul je ook veel bewuster omgaan met de andere dagelijkse bezigheden. Ook daarvan zul je over het algemeen meer kunnen gaan genieten. Mogelijk zijn er ook wel activiteiten bij, die je niet meer wilt doen, omdat ze teveel weerstand in je oproepen, omdat je dan niet jezelf kunt zijn. Datzelfde geldt trouwens misschien ook wel voor het onderhouden van bepaalde relaties. Dat is dan ook pure winst. Niets in deze wereld duurt immers eeuwig. Besteed de tijd, die je gegeven is, dan ook goed!

SLOTOVERWEGING

Zeker na de overweg met kanker geldt het volgende. Iedere dag is extra tijd: pluk de dag en leef bewust in het moment. Als je je tanden 's ochtends poetst, poets dan bewust je tanden en denk niet aan verleden of toekomst. Je verleden heeft je slechts gebracht waar je nu bent. De toekomst is per definitie onzeker en niet te sturen. Het heeft dan ook geen zin om je er druk over te maken. Accepteer voor-al dat wat er is, dan kun je zelfs overweg met kanker.

Voel onvoorwaardelijke liefde voor jezelf, de ander, de aarde en alles wat er op leeft. Wees dankbaar voor alles wat je hebt mogen leren en ervaren en ook al is het niet altijd gemakkelijk, het sterkt je. Ben niet jaloers op anderen, omdat ze mooier, aardiger, slimmer, meer ervaren, sterker of spiritueler zijn dan jou. Ook jij hebt je talenten, alleen vind je dat zelf waarschijnlijk heel gewoon. Bouw op je mogelijkheden, niet op je beperkingen. Jij mag zijn zoals je bent, sterker nog: jij bent op je best als je jezelf bent.

www.ingramcontent.com/pod-product-compliance
Lightning Source LLC
Chambersburg PA
CBHW060647290526
45793CB00001B/429